MOYENS

SURS

POUR CONSERVER

LES DENTS.

AVIS.

L'UTILITÉ bien reconnue de ce petit Ouvrage, m'a engagé à le revoir avec beaucoup de foin, & à en donner une nouvelle Edition. J'ofe efpérer que les changemens & les augmentations que j'y ai faits, lui mériteront de plus en plus l'accueil du Public.

MOYENS

SURS

POUR CONSERVER

LES DENTS,

ET CALMER LES DOULEURS

QU'ELLES OCCASIONNENT,

AVEC

Quelques Remarques fur les puiſſans effets de l'Eau Balſamique &
Spiritueuſe;

Par M. BOTOT, Chirurgien-Dentiſte.

NOUVELLE ÉDITION.

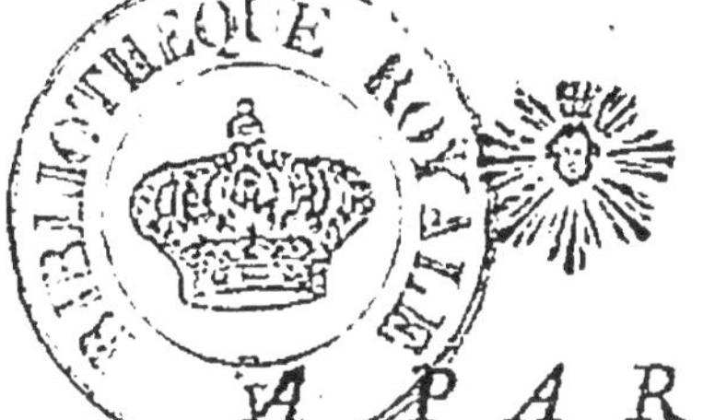

A PARIS,

Chez l'AUTEUR, rue des Noyers, vis-
à-vis celle de Saint-Jean de Beauvais.

M. DCC. LXXXIII.

Les personnes qui voudront consulter le Sieur Boтoт sur ce qui concerne la Bouche, sont assurées de le trouver chez lui en tout temps.

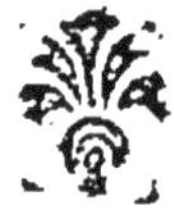

MOYENS

SURS

POUR CONSERVER

LES DENTS,

ET CALMER LES DOULEURS

Qu'elles occasionnent, avec quelques Remarques sur les puissans. effets de l'Eau Balsamique & Spiritueuse.

L'ART du Dentiste consiste principalement à conserver les Dents & à calmer les douleurs qu'elles occasionnent. Je ne parle point de l'extraction de ces corps osseux, c'est un moyen violent auquel on ne doit recourir qu'à la dernière extrêmité. La perte d'une Dent est un véritable malheur, puisqu'elle peut altérer l'agréable conformation du visage, gêner la prononciation, empêcher la mastication parfaite, & par-là nuire aussi à la santé.

De la conservation des Dents.

De tous les moyens que j'ai tentés pour conserver les Dents, aucun ne m'a mieux réussi qu'une Eau Balsamique & Spiritueuse que je suis parvenu à faire, après de longues & pénibles recherches. Cette Liqueur uniquement composée de Simples bien choisis, a la vertu de fortifier les Gencives, de raffermir les Dents, de les entretenir blanches, saines, & d'en arrêter les douleurs. Elle a aussi la propriété de rendre la bouche fraîche, de communiquer à l'haleine une odeur suave, & de ne se corrompre jamais. (1) Il convient d'ajouter qu'elle a mérité le suffrage de la Faculté de Médecine de Paris, & l'on peut voir à la fin de cet Imprimé le Rapport de MM. les Commissaires nommés pour l'examiner.

(1) Elle ne se trouve que chez l'Auteur, qui en a fait la découverte depuis quinze ans.

Ce que l'on doit faire pour se conserver les Dents, après que le Dentiste a corrigé leurs défectuosités (1).

Dès que vous êtes levé, si la plénitude ou la viscosité des humeurs vous oblige à vous racler la Langue, que ce soit légèrement, pour ne pas irriter ou émousser les houpes nerveuses qui constituent l'organe du goût ; cela fait, mettez une douzaine de

---

(1) Les Dents veulent être visitées & nettoyées de temps à autre par un Dentiste ; mais elles exigent une main prudente & bien exercée : on sent de quelle importance est leur conservation.

gouttes de la Liqueur Balsamique dans un demi-verre d'eau froide ou tiéde, suivant que vous pourrez la supporter; prenez-en d'abord une gorgée pour vous rincer la bouche * ; puis trempez dans cette Eau une éponge fine, (1) pour en frotter les Dents & les Gencives, appuyant de haut en bas à la Machoire supérieure, & de bas en haut à l'inférieure :

---

* *N. B.* On ne doit pas craindre d'en avaler ; il n'entre rien dans la composition de cette Liqueur qui soit préjudiciable à la santé, comme on le verra dans le Rapport de MM. les Commissaires de la Faculté.

(1) Les brosses déchirent les Gencives & déchaussent les Dents.

ôtez enfuite avec un Cure-Dent de plume, & jamais de métal, le limon que l'éponge aura laiffé ; & pour donner encore plus d'é-clat aux Dents, les fortifier , verfez trois ou quatre gouttes de la Liqueur pure fur l'éponge ; & après en avoir frotté les Dents & les Gencives, finiffez par vous gargarifer avec le refte du demi-verre d'eau, qu'il eft bon de re-tenir dans là Bouche pendant quelques minutes.

Vous obferverez que les acides, les poudres, les opiates & les racines mal préparées, ainfi que le boire & le manger trop chauds, font fort nuifibles aux Dents.

Il eft d'ailleurs indifpenfable de faire fervir toutes les Dents à la maftication : un commun effort les contient & les affermit dans leurs alvéoles ; mais après le repas, détachez , enlevez avec un Cure-Dent les parcelles d'alimens qui fe font introduites entre les Dents & qui pourroient les gâter en s'y putréfiant ; la propreté même le commande ; alors un peu d'eau fuffira pour vous rincer la bouche.

Les perfonnes qui ont la bouche pâteufe, mauvaife, ou échauffée ; qui font fujettes à la pituite,

aux fluxions & aux maux de Dents ;
qui ont les Gencives pâles , mol-
les , fongueuſes , livides , ſaignan-
tes , gonflées , douloureuſes ; celles
enfin qui ont les Dents déchar-
nées & quelques diſpoſitions au
vice ſcorbutique , ou qui auroient
été dans la triſte néceſſité de faire
uſage du Mercure , ſe rinceront la
bouche pluſieurs fois le jour ,
comme je l'ai expliqué , mais en
doublant la quantité de l'Eau
Balſamique.

Les femmes enceintes doivent
obſerver la même choſe , afin de
ſe garantir du mal de Dents & du
gonflement des Gencives , aux-

quels elles font très-expofées.

Je ne fçaurois auffi affez re-commander aux mârins l'ufage de l'Eau Balfamique, cette Li-queur étant excellente contre les mauvais effets du fcorbùt fur les Dents & les Gencives.

Manière d'employer la Liqueur Balfamique pour appaifer les douleurs de Dents.

Si la douleur provient d'une carie, il faut avec un peu de coton fec nettoyer doucement la Dent cariée ; auffi-tôt après y inférer un petit tampon de coton roullé mollement & imbibé de

la Liqueur Balſamique pure; pre-
nez garde de ne le pas trop fou-
ler dans le trou de la Dent, par-
ce qu'une forte compreſſion ſur
les parties nerveuſes augmente la
douleur. Couvrez la Dent & la
Gencive avec un autre tampon
de coton plus fort, pareillement
imbibé d'Eau Balſamique pure;
& afin de le contenir, tenez les
Dents ſerrées, en inclinant un
peu la tête pour laiſſer couler les
ſéroſités; car la qualité inciſive
& pénétrante de cette Liqueur
excite les glandes ſalivaires à ſe
débaraſſer de cette pituite âcre,
cauſe ordinaire des fluxions, des

maux de Dents & de leur ruine. Le tampon de coton qui couvre la Dent & la Gencive doit être renouvellé d'heure en heure. Vous pouvez aussi vous gargariser à chaque demi-heure avec une demi-cuillerée de l'Eau Balsamique, mêlée dans un demi-septier d'eau commune, que vous tiendrez dans un dégré de chaleur supportable, observant de porter le gargarisme du côté de la douleur, & de continuer ainsi jusqu'à ce qu'elle soit passée. Alors ne différez pas de faire plomber la Dent, si la cavité & les parties nerveuses le permettent ; cette carie négligée la rendroit fenfible , inutile à la maftication , deviendroit la four-ce de nouvelles douleurs, & enfin occafionneroit fa perte. Si la cavité eft telle qu'elle ne puiffe pas retenir le plomb , rempliffez - la foir & matin avec un tampon de coton imbibé d'Eau Balfamique pure, par ce moyen , vous em-pêcherez les alimens de s'y intro-duire , vous préviendrez la dou-leur , & vous aurez l'avantage ineftimable de conferver votre Dent.

Des puissans effets de l'Eau Balsamique.

M. A *** , Fourrier de la Maison du Roi , étoit très-sujet aux maux de Dents , aux fluxions & avoit des abcès fréquents , causés par plusieurs Dents cariées. Au moyen de l'usage habituel de l'Eau Balsamique , il a conservé ses Dents & il ne ressent plus la moindre douleur.

M. D *** , Avocat au Parlement, d'une complexion forte & sanguine , éprouvoit des maux de Dents continuels & opiniâtres , lesquels se portoient jusqu'à la tête. Son ſommeil en étoit rroublé au point qu'il ſe trouvoit ſouvent le matin hors d'état d'écrire & de plaider. L'uſage journalier de l'Eau Balſamique lui a rendu le repos, en fixant la carie de ſes Dents; & depuis huit ans, elles ne lui ont occaſionné aucune ſouffrance. Cette perſonne, ainſi que celle qui fait l'objet de l'obſervation ſuivante, eſt devenue un de mes plus zélés apologiſtes.

M. l'Abbé D *** avoit des maux de Dents & des fluxions pendant ſix mois de l'année; la maſtication lui étoit preſque toujours difficile & douloureuſe; pour peu qu'il se fût exposé à un air humide & froid, les accidents dont il s'agit se renouvelloient aussitôt. L'usage de l'Eau Balsamique lui a arrêté la carie des Dents & Chicots & lui a raffermi les Gencives. Depuis sept à huit ans cet Ecclésiastique n'a éprouvé aucune douleur de dents, ni difficulté de manger de tous les côtés ; il va à la campagne dans tous les tems avec sécurité.

Une Dame avoit deux Dents gâtées qui lui faisoient beaucoup de mal , & des Chicots qui rendoient une sanie d'une odeur insupportable ; elle vint me consul-

ter, d'après l'éloge qu'on lui avoit
fait de l'Eau balfamique ; je lui
confeillai de s'en fervir de la manière indiquée. Au bout d'un mois
elle me témoigna fa reconnoiffan-
ce, en me difant que les panfe-
mens qu'elle avoit faits avec cette
Eau à fes Dents, joints au gar-
garifme, lui avoient calmé en-
tièrement la douleur ; & même
qu'elle s'appercevoit que fa Bouche
étoit fraîche & fans haleine défa-
gréable. Je lui ai plombé une de
ces Dents, qu'elle peut conferver toute fa vie ; la cavité de
l'autre n'eft pas difpofée pour cela.

Comme j'écris ces remarques,

M. D***, grand Vicaire, &
M. E***, Docteur de Sorbonne,
m'assurent que depuis 12 à 15
ans qu'ils se servent de l'Eau
Balsamique, ils n'ont ressenti aucune douleur de Dents, tandis
qu'auparavant ils en étoient sou-
vent tourmentés.

M. G***, éprouvoit fréquem-
ment des douleurs de Gencives &
de Dents, qui ne cessoient que
lorsqu'il avoit craché beaucoup
d'eau claire, insipide & froide. Il
me consulta sur cette incommo-
dité; ses Gencives paroissoient
dans leur état naturel, ses Dents
étoient blanches; mais il avoit

toujours la Bouche remplie de férosités qui le gênoient dans le discours. Mon avis fut qu'il fît usage de l'Eau Balsamique, lui certifiant que chaque matin elle lui feroit rejetter cette férosité superflue & détruiroit petit-à-petit ce ptyalisme, entretenu par le trop grand relâchement des glandes de la bouche & de la langue. Au bout d'un mois la férosité étoit moins abondante, les douleurs n'exiftoient plus. Je n'ai pas vû la perfonne depuis fix mois, mais je fçais qu'elle continue l'ufage de l'Eau Balfa-mique.

M. le Chevalier D * * *, portoit dans son sang un vice dartreux, qui se manifestoit tantôt dans une partie, tantôt dans l'autre; il se fixa enfin à la Bouche; en peu de temps les Gencives en furent tellement infectées, qu'il s'en fallut de rien qu'elles ne tombassent en pourriture. L'usage de l'Eau Balsamique pendant trois semaines ou un mois les a vivifiées & les a rendues fermes, solides, vermeilles & dans le meilleur état.

Un Officier ayant continué l'usage de l'Eau Balsamique pendant tout le temps de l'administration des frictions mercurielles, fes Dents & fes Gencives n'ont reçu aucune atteinte du mercure, quoique la falivation fût pouffée un peu loin, à caufe du genre de la maladie.

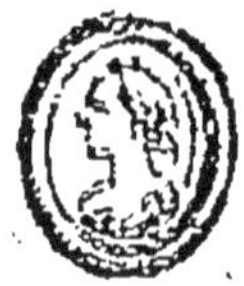

Rapport de MM. les Commiſſai-
res de la Faculté de Médecine
de Paris.

Vous nous avez chargé, Meſ-
ſieurs, d'examiner une Liqueur
dentifrique que prépare le Sieur
Botot. Pour ſatisfaire aux ordres
de la Faculté, nous nous ſommes
tranſportés chez lui ; il nous a
d'abord préſenté cette liqueur qu'il
débite ſous le nom d'Eau Balſamique & Spiritueuſe. Il a pareillement ſoumis à notre examen
les différentes ſubſtances qu'il fait
entrer dans ſa compoſition, il ne
nous a pas même fait myſtère

des doſes & de la quantité qu'il emploie. Bien différent en cela de ces vils Charlatans qui, à l'aide du ſecret qu'ils font de leurs recettes très-ſouvent mal combinées & mal aſſorties, cherchent à cacher leur ignorance en même temps qu'ils trompent le Public.

Après que nous eûmes examiné ces divers ingrédiens, le Sieur Botot a fait le mélange en notre préſence ; il les a mis dans un matras qui contenoit ſuffiſante quantité d'une Liqueur ſpiritueuſe, pour y reſter en digeſtion l'eſpace de ſix ſemaines. Nous avons appoſé le ſcellé, tant au matras qu'à la bouteille qui contenoit la Liqueur antérieurement préparée, pour être à portée d'en faire par la suite un objet de comparaison. Le temps de la digestion étant écoulé, nous nous sommes transportés de nouveau chez ledit Sieur Botot ; nous avons reconnu nos cachets bien entiers ; il a débouché devant nous les vaisseaux, & a versé dessus ce que contenoit le matras une huile essentielle aromatique. Nous nous sommes assurés que la Liqueur récemment préparée étoit semblable à la plus ancienne, que le goût de l'une & de l'autre, & surtout l'odeur,

étoit agréable ; que cette compoſition où les aromates dominent,
non-ſeulement ne contient rien
de préjudiciable à la ſanté, mais
qu'elle eſt de nature à remplir les
vues qu'on ſe propoſe dans la con-
fection de ces ſortes de médica-
mens, leſquelles conſiſtent à nettoyer , blanchir , conſerver les
Dents, & a fortifier les Gencives.
D'après ces conſidérations , nous
eſtimons que la Faculté peut lui
donner ſon Attache. A Paris , ce
premier Octobre 1777.

Signé, LECLERC, BERTRAND;
MAIGRET, LEPREUX.

Extrait des Regiſtres de la Faculté de Médecine.

LA Faculté aſſemblée le premier du mois d'Octobre 1777, a unanimement approuvé le Rapport fait par MM. Le-clerc, Bertrand, Maigret, Lepreux, qu'elle avoit nommés pour examiner une Liqueur ſpiritueuſe aro-matique, dont le Sieur Botot, Chi-rurgien-Dentiſte, nous a dit être l'Au-teur, & qu'il ſe propoſe de vendre au Public : elle conſent, d'après le plus grand nombre des ſuffrages, de don-ner ſon Approbation à cette Liqueur, qu'elle met au nombre des Dentifri-ces utiles & agréables ; & j'ai conclu, *Signé*, J. C. DESESSARTS, Doyen.

Vu l'Approbation, permis d'imprimer ce 13 Août 1782. *Signé*, LE NOIR.

www.ingramcontent.com/pod-product-compliance
Ingram Content Group UK Ltd.
Pitfield, Milton Keynes, MK11 3LW, UK
UKHW021636130726
13696UKWH00005B/2231